92
Td 61.

I0058974

$Td \frac{92}{61}.$

229

SUR LA DIPHTÉRITE.

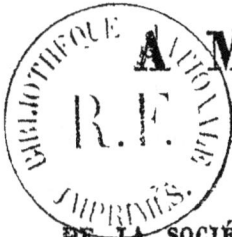

A M. ANGLADA,

SECRÉTAIRE

DE LA SOCIÉTÉ MÉDICALE D'INDRE-ET-LOIRE,

PAR J.-F. MIQUEL,

MÉDECIN A TOURS.

MON CHER CONFRÈRE,

J'ai besoin, pour ce qui va suivre, de vous rappeler que peu de temps avant votre élection à la place de M. Archambault-Reverdy, c'est-à-dire de 1833 à 1834, une épidémie de diphtérite désola le canton de Bléré; que le médecin des épidémies, M. Bretonneau, vit au début deux de ces malades, que traitait un chirurgien de la localité; que ce dernier s'obstina à ne pas employer le traitement indiqué par l'auteur du *Traité de la Diphtérite*; que ces deux enfants moururent; que peu de temps après un

1851

troisième malade fut soumis par le même praticien au même traitement; que ce fut avec le même insuccès; que cela fit le sujet d'une correspondance administrative, entre le médecin des épidémies et le maire de Civray; qu'enfin cette opposition entre deux médecins donna lieu dans le public à des réflexions qui devaient être désobligeantes pour celui qui avait tort.

La maladie continua à s'étendre. Les autres médecins de la localité usèrent des topiques astringents, et ils furent plus heureux que leur confrère voisin.

J'ai hâte de dire que si je vis de ces malades, que si je pus suivre la marche de l'épidémie, ce fut comme voisin et ami de mes confrères, un peu comme consultant; que je n'étais pas engagé dans ce débat, si ce n'est comme témoin, fort peu soucieux d'avoir à me brouiller avec l'un ou l'autre adversaire.

Peu de mois après, lisant le compte-rendu des séances de votre Société, je vis que j'étais porté sur la liste des membres qui assistaient à celle où il était dit : « M........ nous écrit que dans l'épidémie du croup qui a désolé le canton de Bléré, il a traité soixante-seize malades, que sur ce nombre il n'en a perdu que trois; qu'il n'a opposé à cette maladie que des adoucissants, des sangsues, des vomitifs et des rubéfiants. » Jusque-là j'étais disposé à laisser chacun libre de croire; mais on ajoutait : « *tous ceux qui ont été cautérisés sont morts*, et pour combler la mesure les rédacteurs disaient : « *que peut-on opposer à des faits aussi concluants?* »

Or, comme je n'assistais pas à la séance en question; que, par conséquent, je n'avais pu dire ce que je savais, que mon silence eût laissé croire que j'approuvais cette étrange communication, (tandis que j'aurais cru commettre un acte inqualifiable si je l'avais fait), j'écrivis aussitôt à M. Archambault pour obtenir une rectification. Ce Monsieur me demanda le but d'une réclamation qui lui paraissait fort inutile; je répliquai que je voulais par là protester contre une erreur ou un mensonge. Je racontai ce qui précède. Vous comprendrez que je pensais plutôt à une erreur; que si je m'étais servi du mot mensonge, c'est que je voulais éviter un nouveau refus. J'avais laissé à M. le secrétaire la liberté d'user avec discrétion de ma lettre. Il me refusa une deuxième fois. Le même jour j'étais provoqué par le médecin que je contredisais. Je répondis par la même voie que j'étais disposé à remettre deux cents francs au trésorier de la Société; que mon adversaire eût à en faire autant; que par là nous mettrions la Société dans l'obligation de nommer une commission d'enquête, qu'elle m'avait refusée, et que celui qui serait reconnu avoir tort laisserait ses deux cents francs pour une publication qui donnerait mieux qu'une balle la satisfaction nécessaire. Que fit-on de ma réponse? Je l'ignore.

Pendant que cela se passait, M. Bridel, de Bléré, adressait à cette même Société vingt-cinq observations bien détaillées et bien authentiques de vingt-cinq diphtériques qu'il avait eu à soigner dans l'épi-

démie en question (pour lesquels il avait exclusive-
ment employé le traitement accusé d'avoir tué tous
ceux qui y avaient été soumis); je vous engage à
consulter les archives et les recueils de l'époque,
pour juger par vous-même si la Société s'empressa
de publier ce travail consciencieux, où les preuves
étaient à l'appui : bien différent, en cela, de celui
de...... qui se contentait d'assertions sans un seul
moyen de justification, quoique je n'eusse cessé d'en
demander. Vous jugerez aussi, par là, si la Société
profita de l'occasion qui lui était offerte, de rentrer
honorablement dans la voie dont nul corps savant
ne peut sortir sans se perdre; vous verrez si elle se
montra équitable à l'égard de la protestation si
convenante de notre confrère, quoique je lui en fisse
un devoir par mes réclamations incessantes.

En attendant que vous fassiez cette recherche,
lisez ce qui me reste de cette correspondance, vous
pourrez encore y voir par quels misérables subter-
fuges elle éluda la demande que je lui avais faite
d'une enquête; mais vous n'y trouverez rien absolu-
ment, qui indique qu'elle ait eu honte de me réduire
à une réplique qui respire à chaque ligne une vive
indignation.

Séance de la Société Médicale du 1er décembre 1834.

La Société espère que M. Miquel ne fera point une question personnelle de ce qui s'est passé dans l'épidémie de
Bléré, ses réglements lui interdisant de se prononcer dans

les discussions sur des observations qui ne se sont pas passées sous ses yeux et en général sur les discussions scientifiques.

Le rapport sur les observations de M. Bridel ne sera fait que dans la prochaine séance et imprimé dans le recueil des travaux de la Société.

Pour copie conforme,

ARCHAMBAULT, secrétaire-général.

Ma réplique :

Messieurs,

Vous m'opposez le réglement; vous ignorez sans doute qu'il n'a point prévu le cas où des faits faux seraient adressés à la Société et celui où l'un des membres de votre Société offrirait de le prouver.

En supposant, ce que je suis loin d'admettre, qu'il ne soit pas convenable que la Société seconde un de ses membres dans une démarche faite dans l'intérêt du corps gravement compromis, ne devait-elle pas écrire à l'auteur de la note qui fait le sujet de ce litige : Monsieur, l'un de nos collègues, témoin de l'épidémie dont vous nous avez entretenus, attaque la véracité de vos assertions; comme il s'agit de faits, que ces faits une fois constatés tout débat doit cesser, la Société vous prie de lui donner communication des soixante-seize observations qui ont fait la base de votre travail.

En m'opposant le réglement et les usages de la Société, vous oubliez, sans doute, que le dernier réglement dit expressément : la Société n'admettra pas d'observation qui *n'indiquera pas le nom et la demeure du malade*, enfin tout ce qui peut la rendre authentique, or, je vous le demande, avez-vous opposé cet article à M....? Avez-vous les soixante-seize noms des soixante-seize malades qu'il prétend offrir comme modèle à ses confrères?

On trouve en tête de tous les recueils de la Société ceci : *la Société n'approuve ni ne désapprouve les opinions de ses correspondants*. A-t-elle été fidèle à cet usage, quand vous avez laissé ajouter : *Que peut-on opposer à des faits aussi concluants ?*

C'est quand l'un de vos collègues vous déclare sur sa responsabilité personnelle qu'il est faux que dans l'épidémie de Bléré soixante-seize malades aient dû leur salut à une méthode de traitement jugée depuis long-temps par tous les praticiens éclairés, que vous invoquez un réglement que vous avez si évidemment violé pour propager des idées aussi rétrogrades, je dirai même aussi homicides. Car enfin, supposons une épidémie de diphtérite près d'un chirurgien qui ait foi dans vos assertions ; ce ne sera que quand il aura perdu plusieurs malades, qu'il reconnaîtra que vous l'avez cruellement trompé ; vous n'aurez même pas à alléguer une erreur, puisque vous êtes avertis.

Après avoir tout fait pour arrêter la Société dans la voie où quelques hommes la précipitent, soit par ignorance, soit par jalousie, contre un homme que nous devons combattre, *s'il y a lieu*, mais jamais avec perfidie et des faits apocryphes : je dois dès aujourd'hui cesser de me compter au nombre de ses membres, puisque c'est le seul moyen qui me reste de protester contre une marche aussi déplorable.

Agréez, etc.

Voici la réponse à cette lettre.

Tours, 22 janvier 1835.

Le Président de la Société Médicale à M. Miquel, docteur-médecin à Amboise.

La Société me charge de vous exprimer que c'est avec le plus vif regret, que par votre démission elle se voit privée d'un de ses membres pour lequel elle a toujours eu un sincère attachement.

Elle me charge également, Monsieur, de vous dire qu'elle a été extrêmement surprise de rencontrer dans votre lettre des expressions peu ménagées qui blessent les égards que se doivent mutuellement les membres d'une même Société créée dans l'intérêt de l'humanité souffrante.

Sans présumer les motifs qui vous ont fait agir ainsi, la Société pense que vous avez été entraîné dans l'erreur ; fidèle à ses principes il est bon que vous sachiez qu'elle est entièrement étrangère aux discussions polémiques qui ont existé entre vous et l'un de ses membres, qui, j'aime à le croire, n'a pas eu l'intention de vous mortifier.

Je pense, Monsieur, que de nouvelles réflexions vous feront mieux apprécier la conduite de la Société. Si vous étiez à Tours, un jour de ses séances, venez dans son sein, elle vous donnera des renseignements qu'il serait trop long de confier au papier, et qui, j'en suis persuadé, vous satisferont.

Croyez, Monsieur, que si dans l'intérêt de la science vous avez des communications à faire à la Société, elle entrera franchement en relations avec vous. Par là, vous reconnaîtrez de plus en plus son impartialité et son amour du bien public.

Après une réponse aussi évasive, je cessai tous rapports avec votre Société. Nos relations étaient restées dans cet état depuis 15 ans, quand vous me dîtes que vous l'ignoriez ; que vous n'aviez rien trouvé de cette correspondance dans les archives (a) ; quand vous me fîtes remarquer les nombreuses acquisitions que

---

(a) Pour me prouver que la majorité avait ignoré cette intrigue.

la Société a faites depuis ce temps, quand vous ajou-
tâtes à cela des éloges sur l'esprit qui anime vos collègues.

Ce furent ces observations, ces éloges et la con-
fiance que j'ai toujours eue en vous, qui me décidè-
rent à publier mes observations sur la diphtérite, sous
forme de lettre adressée à la Société Médicale d'Indre-et-Loire, et surtout à éviter de désigner nomina-
tivement ceux de vos collègues que je critiquais. Je
suis heureux de saisir cette occasion pour vous remercier du soin que vous avez pris de leur faire parvenir
les exemplaires que je leur destinais, et de l'empres-
sement que vous avez mis pour m'annoncer qu'il y
avait eu une commission de nommée; que cette commission devait faire un rapport dans l'une de ses plus
prochaines séances. (J'aurais été heureux de lui
démontrer combien il est nécessaire d'être circonspect
quand il s'agit d'employer la médication topique dans
les voies respiratoires; j'aurais aussi été satisfait de
voir quelles objections elle pouvait faire : aussi m'é-
tais-je mis en mesure de faire les expériences qu'elle
m'aurait demandées.)

Au lieu de ce rapport, qui eût pu être utile, qui
n'aurait point, je crois, déparé la collection des travaux de vos collègues, je n'ai trouvé dans le recueil
que ce qui suit :

1° Page 28, séance du 4 avril 1850 :

« Dans les affections croupales, quelques médecins disent

» avoir eu recours sans succès à la méthode de notre confrère
» Miquel. »

2° Page 23, séance du 6 juin 1850 :

« M. Morand met sous les yeux de la Société le larynx
» d'un homme de Ballan, etc.... l'angine diphtéritique s'y est
» montrée épidémiquement, ainsi que dans celle de Joué près
» Tours. *La méthode de M. Miquel a été mise en pratique*
» *dans quelques cas sans succès*. »

Poursuivant mes recherches pour trouver si plus
tard vos collègues m'ôteraient le droit de réclamer
contre ces deux billets d'enterrement, adjugés à ce
qu'ils appellent ma méthode, j'ai trouvé une observation de vous qui vient prouver, mon cher Confrère,
que dans mon opuscule il y a des réflexions qui n'ont
pas assez cours dans la science.

Revenons à l'article du 6 avril; il est conçu dans des
termes tels que je ne puis savoir qui je dois réfuter;
cela m'oblige à dire que je ne connais qu'une observation malheureuse, où il y a eu essai de ma méthode (que je suis loin de croire infaillible); l'essai en fut
fait seulement pendant douze heures. L'enfant malade
de M. Blanchet était expirant, il mourut douze heures après; or, comme notre confrère m'a assuré qu'il
n'en n'avait pas parlé, que, selon lui, ce décès ne
prouvait rien, je ne le discuterai point.

Les assertions de médecins qui n'osent pas se nommer, basées sur des faits que l'on n'ose pas soumettre
à la critique, ne méritent pas le moindre crédit. Je

suis fâché de traiter si sévèrement le recueil des travaux de votre Société, mais ce qui s'est passé en 1834
m'y autorise, et ce que je dirai plus loin m'en fait un
devoir.

Depuis que j'ai publié la lettre qui fait le sujet de
celle-ci, j'ai eu peu d'occasions de voir ma méthode
devenir nécessaire. Or, excepté le fait dont j'ai parlé,
je ne connais que des succès qui constrastent étran-
gement avec les résultats annoncés par vos collègues.

La première observation dont je puis parler est celle
de l'enfant de M. Barbe, dit Bordelais, charpentier à
Amboise, rue de Tours ; ce malade était au septième
jour, traité par le calomel et l'alun. M. Lagarde le
soignait. Il me pria de le voir pendant une absence
qu'il fit dans la semaine qui précédait les jours gras ;
c'est un enfant de 3 à 4 ans, qui en fait le sujet. Il a
parfaitement guéri, et cependant les voies respiratoires étaient tellement envahies, que le septième jour
elles parurent aussi obstruées que chez le petit Déla-
noue.

La deuxième est la fille de M. Maurice, âgée de 8 ans,
de la rue Saint-Pierre-des-Corps, vue et traitée par
M. Ollivry. Nous avons vu deux fausses membranes
rendues à deux jours l'une de l'autre, qui avaient
tapissé la partie postérieure de la trachée, et qui
s'étaient étendues jusques dans les deux bronches.

Elle était au quatrième jour de l'invasion, quand le
traitement fut commencé ; on joignit à l'emploi de
l'alun et du calomel des applications de nitrate d'ar-

gent sur la glotte, mais de façon à ce qu'il n'en pût couler bien avant dans la trachée. Les accidents du croup se calmèrent quand les gencives commencèrent à se gonfler ; le rétablissement fut prompt.

Ce que l'on appelle ma méthode a eu des appréciateurs dans différentes sociétés, notamment dans celle de chirurgie et de médecine pratique de Paris, où l'on a dit qu'elle est le seul traitement interne qui soit efficace. Je n'en connais encore des critiques que dans votre recueil. Cette méthode est, je l'ai dit, un emprunt fait à plusieurs autres. Si les préparations hydrargyriques ont été un instant abandonnées par M. Bretonneau, il dit dans un mémoire inséré dans les archives que c'est parce qu'elles avaient l'inconvénient de déterminer des accidents quelquefois graves ; or, la seule chose que je suis venu dire, c'est que si elles sont unies à l'alun, ces accidents sont moins à craindre, et que l'on peut les rendre plus efficaces en les employant plus hardiment.

Je voudrais finir cette lettre, mais j'ai à répondre plus directement à M. Morand. Quoi ! c'est ce médecin qui vient dire qu'il a essayé de ma méthode sans succès !

Si M. Morand n'avait rien publié sur la diphtérite (*) ; s'il n'était pas un homme extrêmement mesuré jusques dans ses moindres actions ; si je n'avais

---

(*) Il est vrai que dans ses observations il y a plus d'une erreur dont je ne veux pas parler ici.

pas lu une réclamation signée de lui et qui est fort
contestable, par laquelle il revendique sur son maître
et son protecteur la priorité de la médication bella-
donique dans les incontinences nocturnes d'urine;
(preuve tout au moins que ce médecin est grand parti-
san du *chacun le sien*) si M. Morand n'était pas l'un des
médecins qui se plaint le plus de ses confrères; s'il
n'était quelquefois l'un des présidents de votre
Société; s'il ne jouissait pas parmi vous d'une certaine influence, j'aurais négligé de le réfuter directement.

J'aurais agi ainsi parce que l'argument que j'ai à
lui opposer est si brutal, que je pourrais bien m'exposer à une de ces provocations qu'il fait souvent,
mais que je refuserai, quoique je sache que mon
refus sera raconté avec une superbe satisfaction. Je
refuserai malgré ce désagrément, car si j'acceptais ce
défi, j'aurais beau prendre mes précautions pour que
cela se terminât tout militairement; j'aurais beau être
moins conciliant avec les témoins qu'avant d'avoir
été provoqué; j'aurais beau être assuré que ces Messieurs sont incapables de faillir pendant et après leur
mission, mission qui est toujours extrêmement déli-
cate, j'aurais beau ne consentir que ce à quoi tout
homme d'honneur ne peut jamais se refuser : eh bien !
malgré cela, je n'en serais pas moins exposé à entendre des tiers m'attribuer une conduite que pour rien
au monde on ne me ferait tenir, surtout après une
provocation acceptée. Or, s'exposer à des critiques

nées d'insinuations perfides, c'est un ridicule plus grand encore auquel je ne m'exposerai plus.

Depuis long-temps je possédais le moyen de réfuter M. Morand, et je m'en suis abstenu ; mais je viens d'être témoin de la mort d'un bel enfant de 4 à 5 ans qui vivrait peut-être encore sans les deux articles que je réfute, et ce malheur n'est sans doute pas le seul. Je ne dois donc plus hésiter à publier l'observation qui suit, que M. Morand ne devait pas taire après ce qui s'est passé entre nous : s'il l'avait oubliée le 6 juin, il devait se la rappeler depuis.

Il s'agit d'un enfant traité par M. Vinot, de Cormery, pour lequel M. Morand fut appelé.

Peu de jours après sa communication du 6 juin, me trouvant avec ce médecin sur le chemin de Beaumont à St-Sauveur pour un de ses malades (l'enfant d'un menuisier), après notre consultation, il me parla du croup, de l'épidémie de Ballan et de ma méthode. Comme il paraissait oublier l'enfant dont je veux parler, je le lui rappelai ; or, quand j'ai vu ce médecin persister dans son silence absolu sur ce sujet, j'ai dû prier M. Vinot d'être assez bon pour me mettre à même de publier cette observation. Voici la réponse que j'ai reçue.

Mon cher Miquel,

Je vous adresse les deux observations que je vous ai promises.

Je ne doute point que le style pèche, je suis peu

habitué à écrire, corrigez ; celle de la petite Goupy
est concluante pour vous, l'autre l'est moins, ainsi
que vous en jugerez.

Le 10 février 1850, appelé au village de Champgault, commune d'Esvres, chez Goupy, j'arrivai
près de la malade à 2 heures de l'après-midi ; cette
petite, d'une bonne constitution, quoique sujette
aux rhumes, me présenta les symptômes suivants ;

Face rouge, vultueuse, exprimant l'anxiété ; pouls
faible, fréquent, difficile à compter ; toux catharrale,
douleur au larynx et le long de la trachée ; respiration difficile et bruyante, aphonie presque complète,
expectoration de quelques crachats visqueux ; l'auscultation indique qu'il n'existe pas de pneumonie ;
quelques râles muqueux se font entendre de loin en
loin à la partie postérieure de la poitrine, le mur-
mure vésiculaire est faible, la percussion donne un
son normal dans tous les points du thorax.

L'inspection de la bouche, de la gorge, du pharynx, faite avec le plus grand soin, ne laisse pas voir
trace de fausses membranes, les ganglions ne sont
pas gonflés, ce qui donne à penser qu'ici le croup a
été primitif ; la langue abaissée avec force laisse voir
l'épiglotte qui n'offre rien d'anormal.

Par les questions que je fis à la mère, j'appris que
la petite était *enrhumée* depuis quatre à cinq jours,
qu'elle avait pris le matin du sirop d'ipécacuanha,
qu'elle avait rendu en vomissant quelque chose que
l'on me montra et qui n'était autre chose qu'une fausse

membrane dont la forme ne peut être déterminée. Cela suffisait pour mon diagnostic; je preserivis la médication du docteur Miquel : 10 centigrammes de calomel alternés avec 15 d'alun, après avoir donné un nouveau vomitif.

Il fut convenu que M. Miquel serait appelé. Ce fut M. Morand, qui vint en son absence. Ce médecin se rendit à Champgault le 21, vers trois heures; il y était depuis une heure quand j'arrivai; et la petite malade expectora en sa présence une seconde fausse membrane tubulée, de la longueur du petit doigt; on y voyait l'empreinte des cerceaux de la trachée, cette nouvelle pseudomembrane avait moins de cohésion, elle était plus molle que celle rendue le matin du même jour, ainsi que cela fut constaté par M. Morand et par moi.

Il fut convenu entre nous que la médication que j'avais commencée serait continuée *avec d'autant plus de raison*, dit M. Morand, *qu'elle est approuvée par notre maître.*

Il fut donné 24 grains de calomel et 36 grains d'alun dans les 24 premières heures, la malade n'eut que deux selles; la nuit du jeudi au vendredi fut assez bonne.

Le vendredi soir les gencives étaient déjà un peu prises, et l'haleine mercurielle. Je fis éloigner les doses de calomel.

Dans la nuit du vendredi les parents croyant leur

enfant pis, firent appeler M. Touchard, d'Esvres.
Ce médecin fit appliquer trois vésicatoires, deux aux
jambes et un sur la poitrine; il cautérisa la gorge,
puis il écrivit à M. Tonnellé qu'il eût à se hâter pour
venir pratiquer la trachéotomie. Le père crut ne
devoir pas partir pour Tours avant ma visite; j'exa-
minai la malade, que je trouvai mieux et je crus
devoir attribuer les accidents de la nuit à l'intoxica-
tion mercurielle; on verra plus loin si j'avais raison.

Il fut convenu avec Goupy, que M. Miquel serait
appelé de nouveau. Il arriva à six heures; après avoir
examiné attentivement la malade, en présence de M.
Touchard et moi, et s'être renseigné auprès de nous,
il fut de mon avis et conclut que la malade était en
voie de guérison. Il nous engagea à continuer l'administration du calomel toutes les quatre heures, et à
cesser tout-à-fait si un mieux plus sensible s'établis-
sait. (a)

On continua l'usage des paquets jusqu'au lundi
matin, que je trouvai la petite couverte d'une érup-
tion qui ressemblait à la scarlatine : c'était, je crois, le
début de cette maladie de la peau qui avait été la
cause des accidents de la nuit du vendredi au samedi.
Elle pâlit le deuxième jour et se termina le quatrième

(a) Je me rappelle fort bien que le bruit respiratoire était beaucoup plus faible à droite qu'à gauche, que je fus plus explicite encore
que ne le dit ici le confrère Vinot; voici ce que je dis : le mieux
n'est pas en apparence bien avancé, mais je dois dire qu'au point où
en est l'action mercurielle, je n'ai pas vu mourir un de mes malades.

par une desquammation furfuracée. La fièvre cessa, l'appétit se fit sentir, une convalescence franche se déclara; seulement la petite Goupy conserva pendant 15 jours une toux qui céda au sirop de pavots et de tôlu.

Elle a pris en tout un gros de calomel et un gros et demi d'alun. Pour nous, le vomitif a été un adjuvant, et le sel mercuriel a d'autant mieux agi qu'il n'a que peu purgé, et par là il a pu agir plus promptement sur les voies aériennes.

L'observation suivante est beaucoup plus concluante que ne le suppose mon ami Vinot, parce qu'elle prévient l'objection que l'on pourrait faire, que la diphtérite n'était pas épidémique à Champgault; enfin parce que je ne vois pas en quoi les applications de nitrate d'argent ôtent de la valeur à l'influence mercurielle sur la trachée; seulement ici il n'y a pas eu expulsion de fausses membranes.

Deuxième observation.

La petite Goupy ne fut pas la seule atteinte de la diphtérite à Champgault; plusieurs autres enfants en furent pris successivement pendant les mois de mars, avril et mai, mais un seul eut les voies aériennes envahies; ce fut la petite Guérineau, âgée de 8 à 9 ans, que sa mère m'amena le 21 mai 1850.

Elle se plaignait de souffrir de la gorge, sa figure était gonflée par les ganglions qui étaient développés

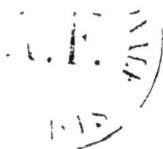

de chaque côté du col, l'haleine était repoussante, les amygdales, le voile du palais et ses piliers, enfin tout le pharynx était tapissé de fausses membranes, la toux était sèche, quinteuse, la voix enrouée, le pouls était faible, fréquent, l'auscultation faisait entendre un râle sibilant.

La médication fut deux cautérisations avec la dissolution de nitrate d'argent concentrée, un vomitif avec soixante-quinze centigrammes d'ipécacuanha qui fut donné à son arrivée chez elle, puis immédiatement après on administra deux grains de calomel toutes les deux heures, que l'on fit alterner avec trois grains d'alun; le malade avait pris douze grains de calomel avant 6 heures du matin, et dix-huit grains d'alun, ce qui avait déterminé cinq selles. Les symptômes me parurent amendés, car la respiration était plus facile, la toux moins sèche, les crachats moins visqueux, les fausses membranes me parurent moins épaisses.

Nouvelles cautérisations, continuation du calomel et de l'alun; le 22, à ma visite du soir, la mère me dit que sa fille avait rendu des *peaux*, les amygdales et le voile du palais étaient à nu, les ganglions étaient moins gonflés, moins douloureux.

Nouvelles cautérisations, on continua la médication.

Le 23, au matin, mieux sensible; la petite n'a pas eu de selle pendant la nuit, l'expectoration est facile, il n'y a plus apparence de fausses membranes sur les piliers du voile du palais; les voies aériennes paraissent libres, la respiration est facile, la fièvre a cessé; malgré cela, je cautérise encore le pharynx le plus profondément possible, je prescris encore le calomel et l'alun, que peu après la petite malade refuse de prendre, parce qu'elle éprouve des coliques. Elle a pris dans les trois jours quatre grammes et demi d'alun et trois de calomel sans éprouver d'autres accidents hyd-argyriques qu'un crachement abondant.

Depuis 1819 jusqu'en 1835, quand les sociétés savantes les plus recommandables donnaient des preuves de haute estime aux recherches de l'ancien médecin de l'hôpital de Tours; quand la très-grande majorité des membres de la Société Médicale d'Indre-et-Loire les mettait à profit et traitait la diphtérite par les topiques dits caustiques; le recueil des travaux de cette société, expression, je pense, de sa minorité, parlait de la diphtérite dans un sens fait pour éloigner ses lecteurs de donner le choix à cette médication. Ma démission et sa cause sont la preuve irrécusable d'une chose bien fâcheuse à dire; serais-je, par hasard, appelé au même honneur que mon maître?

Nier l'efficacité du calomel dans le croup n'est plus possible; ce que les critiques ont à faire avec moi, c'est de voir si en alternant cet agent avec de l'alun, on prévient toujours les mauvais effets qu'on lui a justement reprochés.

Les critiques ont encore une autre tâche, c'est de vérifier si ce que j'ai dit relativement à la nécessité

d'être circonspect, lorsqu'il s'agit de traitement topique dans les voies aériennes, n'a pas besoin d'être
modifié. Qu'ils achèvent ce que j'ai commencé; cette
tâche est belle, et loin de me plaindre de leurs observations je serai le premier à les en glorifier. C'était
avec ce désir que j'avais préparé les moyens dont je
pouvais disposer.

Voici une lettre qui m'arrive bien inopinément à
l'instant où je corrige la dernière épreuve de celle-ci;
elle montre chez son auteur autant de modestie que
de savoir.

J'aime à croire que, dans l'intérêt de la vérité,
M. Blache m'excusera de la publier sans prendre le
temps de lui en demander la permission.

Monsieur et très-honoré Confrère,

Depuis que j'ai reçu votre mémoire sur la diphtérite, dont
je ne puis assez vous remercier, j'ai eu le bonheur de voir
onze enfants, atteints du croup bien caractérisé, com-
plètement guéris, au moyen du traitement que vous recom-
mandez. Huit autres enfants ont succombé, malgré l'emploi
du calomel et de l'alun administrés suivant vos prescriptions,
et malgré la trachéotomie. Je ne parle pas d'un certain nombre de malades chez lesquels l'affection diphtérique était
au-dessus de toute espèce de ressources, ou qui sont morts
avec des sangsues et des vésicatoires *appliqués largement*
avant mon arrivée!

Parmi ceux qui ont guéri, ou que j'ai eu le malheur de

perdre, j'ai bien des fois déploré la difficulté de faire prendre plusieurs jours de suite, comme je l'aurais désiré, le calomel et surtout l'alun, dont la saveur est réellement détestable! Cette difficulté, malgré tout ce que j'ai pu inventer pour essayer de la surmonter, a été telle, que quatre fois la chose est devenue tout-à-fait impossible, et que j'ai pu attribuer l'issue fatale de la maladie à la suspension prématurée, mais forcée, du médicament! Etes-vous plus heureux que moi, mon cher Confrère, ou avez-vous trouvé quelque expédient qui rende plus facile l'administration de ces deux remèdes, et particulièrement du dernier? Dans quelques-uns des cas où j'ai du renoncer à faire prendre l'alun à l'intérieur, j'en ai insufflé trois à quatre fois par jour une certaine dose, au fond de la gorge, tout en continuant l'usage du calomel, d'heure en heure ou de deux en deux heures, et je m'en suis assez bien trouvé. Y avez-vous recouru de cette manière?

Un autre inconvénient du calomel, que je viens de constater encore ces jours-ci, (chez la nièce de M............) c'est la diarrhée excessive (douze évacuations en 24 heures), survenant dès les premières doses et forçant à en discontinuer l'emploi. Les très-jeunes enfants m'ont surtout offert cette fâcheuse particularité : chez eux aussi, j'ai eu quelquefois, après le calomel, des vomissements et du dévoiement réunis.

Mon beau-frère Guersant, qui a obtenu comme moi des guérisons inespérées par l'emploi de votre excellente méthode de traitement, me charge de joindre ses remercîments aux miens. Si vos nombreuses occupations vous laissaient quelques moments de loisir, nous serions l'un et l'autre très-heureux que vous voulussiez bien nous donner encore quelques bons conseils, d'autant plus précieux que jamais peut-être nous n'avons eu un aussi grand nombre de croups que depuis ces derniers mois. Plus de vingt trachéotomies ont été pratiquées à l'hôpital des enfants; et Guersant vient de perdre quatre enfants presque coup sur coup, dans une de ses salles de

chirurgie, par suite de diphtérites développées à l'hôpital
même.

Veuillez agréer, Monsieur et très-honoré Confrère,
les nouvelles assurances de mon bien cordial dévouement.

BLACHE.

Paris, 6 octobre 1851.

J'ai éprouvé moins de difficultés pour faire avaler
la poudre d'alun que mes honorables confrères de
l'hôpital des enfants.

L'alun, qui était généralement plus refusé au
début du traitement, finissait quelquefois par l'être
moins que le calomel qui est presque sans goût.

J'ai cependant été quelquefois forcé de recourir à
bien des expédients. Je faisais mettre ces médicaments
dans tout ce que les petits malades désiraient avaler.

J'ai vu aussi la diarrhée suivre de près les premières doses de calomel; cela ne m'a jamais arrêté; je
donnais un peu de sirop de diacode quand elle était
trop forte.

Je n'ai jamais vu vomir : il n'est peut-être pas
oiseux de dire que mes malades, soit par dégoût, soit
par défiance, ne voulaient que de l'eau pure, qu'ils
se mettaient par-là à une diète absolue qui ne me
répugnait pas; j'y voyais un moyen de rendre l'ab-
sorption mercurielle plus active et plus prompte.

Cette circonstance, en faisant que le calomel n'était
point exposé à subir dans l'estomac l'influence de

matières acidifiables, serait-elle cause de la différence de résultat signalé par l'honorable M. Blache? Sous ce rapport, les deux observations de Champgault, de mon ami Vinot, seraient à méditer, car chez ces deux malades il y a eu de l'ipécacuanha donné à dose vomitive. Voilà donc encore, mon cher et honorable M. Anglada, de quoi exercer l'émulation de vos collègues.

Agréez, etc.

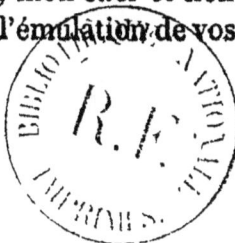

Imprimerie de Placé, à Tours.

www.ingramcontent.com/pod-product-compliance
Lightning Source LLC
Chambersburg PA
CBHW070200200326
41520CB00018B/5478